Unyime Eshiet

Diarreia infantil

Unyime Eshiet

Diarreia infantil

ScienciaScripts

Imprint
Any brand names and product names mentioned in this book are subject to trademark, brand or patent protection and are trademarks or registered trademarks of their respective holders. The use of brand names, product names, common names, trade names, product descriptions etc. even without a particular marking in this work is in no way to be construed to mean that such names may be regarded as unrestricted in respect of trademark and brand protection legislation and could thus be used by anyone.

Cover image: www.ingimage.com

This book is a translation from the original published under ISBN 978-620-2-07552-7.

Publisher:
Sciencia Scripts
is a trademark of
Dodo Books Indian Ocean Ltd. and OmniScriptum S.R.L publishing group

120 High Road, East Finchley, London, N2 9ED, United Kingdom
Str. Armeneasca 28/1, office 1, Chisinau MD-2012, Republic of Moldova, Europe
Printed at: see last page
ISBN: 978-620-7-91567-5

DEDICAÇÃO

Este livro é dedicado a Deus Todo-Poderoso pela sua maravilhosa graça.

À minha querida esposa - Ukeme e às minhas adoráveis filhas - Alicia, Eustacia e Leticia. Vocês são o melhor que eu poderia desejar.

CONTEÚDO

RESUMO

Antecedentes: A diarreia é uma das principais causas de morbilidade e mortalidade das crianças com menos de cinco anos. As mortes por diarreia podem ser evitadas através de uma gestão adequada dos episódios de diarreia nas crianças. Uma vez que a maioria dos casos é tratada inicial ou completamente em casa e na comunidade, o nível de sensibilização para a diarreia e as práticas simples de gestão doméstica entre os prestadores de cuidados são factores determinantes para reduzir a morbilidade e a mortalidade por diarreia nas crianças.

Objetivo: Este estudo teve como objetivo identificar os conhecimentos, a perceção e a prática da gestão doméstica da diarreia em crianças com menos de cinco anos de idade por parte das mães/cuidadores em Uyo.

Método: O estudo foi realizado em dois centros de saúde primários seleccionados em Uyo, Estado de Akwa-Ibom, Nigéria, de dezembro de 2015 a março de 2016. Foi utilizado um questionário estruturado pré-testado para entrevistar 351 mães/cuidadores de crianças com menos de cinco anos de idade que visitaram os centros de saúde primários seleccionados para a imunização infantil durante o período do estudo. Os dados obtidos foram analisados utilizando o Programa Estatístico para as Ciências Sociais (SPSS) versão 16. As respostas dos nossos inquiridos foram classificadas em conhecimento elevado, médio e fraco sobre a diarreia infantil e a sua gestão em casa. **Resultados:** Das 351 mães/cuidadores entrevistados, apenas 21,3% dos nossos inquiridos tinham um nível elevado de conhecimentos sobre a diarreia infantil e a sua gestão em casa, enquanto uma proporção mais elevada dos nossos inquiridos (30,4%) tinha um conhecimento fraco sobre a diarreia infantil e a sua gestão em casa. Cerca de 17,9% dos inquiridos referiram nunca ter utilizado a Terapia de Reidratação Oral (TRO) no tratamento da diarreia infantil em casa. Além disso, 70,37% dos nossos inquiridos afirmaram nunca ter utilizado comprimidos de zinco no tratamento da diarreia infantil em casa. Um grau de conhecimento mais elevado foi significativamente associado ao nível educacional das mães/cuidadores. **Conclusão:** O nível de conhecimento sobre a diarreia infantil e a sua gestão em casa em Uyo é inferior ao ótimo. É necessário aumentar a consciencialização sobre a diarreia infantil e a sua gestão em casa entre as mães/cuidadores em Uyo.

Capítulo 1. Introdução

A diarreia é caracterizada pela passagem de três ou mais fezes aquosas e soltas por dia. A diarreia aguda persiste durante um a dois dias. A tendência para evacuar fezes bem formadas com mais frequência do que o normal não é diagnosticada como diarreia. Além disso, a passagem de fezes soltas e pastosas em bebés amamentados não é considerada diarreia (NDDI; 2013). Nos países em desenvolvimento, as crianças com menos de três anos sofrem, em média, de três episódios de diarreia por ano. Cada episódio de diarreia agrava o estado nutricional do organismo necessário ao crescimento e desenvolvimento da criança. Consequentemente, é uma das principais causas de subnutrição; e as crianças subnutridas são altamente susceptíveis a novos ataques de diarreia. As crianças que morrem de diarreia têm frequentemente uma subnutrição subjacente, o que as torna mais vulneráveis à diarreia. A diarreia é uma das principais causas de desnutrição em crianças com menos de cinco anos de idade (OMS, 2013).

É uma manifestação de infeção gastrointestinal induzida por bactérias, predominantemente, *E. coli*, *Salmonellaparatyphii* e *espécies de Shigella*. A infeção é transmitida através de alimentos ou água potável contaminados ou do contacto entre pessoas devido a falta de higiene (Jill *et al.*, 2010).

A diarreia é uma das principais causas de mortalidade infantil no mundo em desenvolvimento. Deteriora a imunidade das crianças, especialmente no grupo etário dos dois aos três anos. A diarreia é responsável pela mortalidade mundial de 1,5 a 5 milhões de crianças por ano com menos de cinco anos de idade (Bern *et al.*, 1992). A diarreia mina a resistência do organismo, associada à desidratação, e depreda gravemente o estado nutricional das crianças com menos de cinco anos (OMS/UNICEF, 2010).

A diarreia desidrata o corpo, enfraquece a imunidade e impede a capacidade do organismo de absorver os nutrientes da alimentação. Estes acontecimentos criam um círculo vicioso, em que as crianças ficam subnutridas, o que aumenta ainda mais a suscetibilidade do seu corpo às infecções (Gupta, 2014).

Capítulo 3. Sinais, sintomas e complicações da diarreia

O Ministério Federal da Saúde (FMH) da Nigéria identificou os sinais e sintomas da diarreia em termos de gravidade das manifestações. Estes incluem: diarreia ligeira, diarreia moderada e diarreia grave. Na diarreia ligeira, a criança tem sede, a boca está seca, a criança urina menos e há perda de peso. Na diarreia moderada, a criança apresenta nesta fase sinais de fontanela afundada, olhos encovados, respiração rápida e profunda e perda de elasticidade da pele. Em caso de diarreia grave, a criança apresenta sinais de perda de peso rápida e pulso fraco, membros frios, levando ao choque ou ao coma (FMH, 2000).

As principais consequências da diarreia são as frequentes fezes moles ou líquidas, o risco de desidratação, danos no intestino (especialmente quando há diarreia com sangue) e perda de apetite com ou sem vómitos. Os principais perigos da diarreia são a desidratação e a subnutrição (OMS, 1998). No entanto, os sinais de desidratação não são evidentes até que haja uma perda aguda de líquidos de aproximadamente 4-5% do peso corporal. Os sinais e sintomas de desidratação incluem fontanela afundada, boca e garganta secas, pulso rápido e fraco, perda de elasticidade da pele e quantidade reduzida de urina (Victoria, 2000). A criança com menos de cinco anos que apresenta estes sinais e sintomas perdeu uma enorme quantidade de fluidos e electrólitos do seu corpo. Esta perda conduz ao choque e à morte prematura do menor de cinco anos. É importante notar que a desidratação afecta mais fortemente os bebés e as crianças com menos de cinco anos (Werner, 2001).

De acordo com a OMS, a desidratação é mais frequentemente causada pela perda de uma grande quantidade de água e sal do corpo. A desidratação pode ser explicada como a perda de água do corpo, sempre associada a uma perturbação do metabolismo do sal; os sintomas incluem sede extrema, perda de peso e febre; os bebés com diarreia e vómitos correm um risco especial (Roy, 1990).

Normalmente, o corpo absorve a água e os sais de que necessita (entrada) através de bebidas e alimentos. Normalmente, perde água e sais (saída) através das fezes, da urina e do suor. Quando o até 6 meses após o episódio de sarampo (Werner, 2001). Devido à forte relação entre o sarampo e a diarreia grave, e à eficácia da vacina contra o sarampo, a imunização contra o sarampo é uma medida muito eficaz em termos de custos para reduzir a morbilidade e a mortalidade associadas à diarreia (Werner, 2001). Portanto, as crianças devem ser imunizadas contra o sarampo logo após os nove meses de idade. A vacina contra o sarampo administrada na idade recomendada pode evitar até 25% das mortes associadas à diarreia em crianças com menos de cinco anos de idade (OMS, 1998).

O tratamento domiciliário adequado da diarreia pode reduzir a morbilidade e a mortalidade. O tratamento adequado da doença inclui:

- Prevenção da desidratação através da utilização da terapia de reidratação oral (TRO)

- Continuação de uma dieta adequada para manter o estado nutricional; e

- Evitar práticas prejudiciais, como a restrição de líquidos e a utilização irracional de antibióticos (Mclennan, 2002).

O tratamento da diarreia aguda nos bebés e nas crianças de tenra idade tem a ver principalmente com a prevenção e o tratamento da desidratação através da administração de líquidos adequados, e com a manutenção do crescimento através de uma alimentação correcta (PATHS, 2005). A gestão ou tratamento em casa é uma parte essencial da gestão correcta da diarreia aguda porque a diarreia começa em casa. As mães devem ser capazes de efetuar o tratamento em casa antes de procurarem cuidados médicos.

De acordo com a OMS (1998), as três regras para o tratamento da diarreia em casa são: dar à criança mais líquidos do que o habitual para evitar a desidratação, dar à criança muita comida para evitar a subnutrição e levar a criança ao profissional de saúde se ela não estiver a melhorar. Os líquidos incluem: Fluidos da Terapia de Reidratação Oral (TRO) ou Solução Salina Açucarada (SSS) e Solução de Reidratação Oral (SRO) e outros fluidos como leite materno, água de arroz e papinha.

Victoria *et al.* (2000) definiram a TRO como a utilização da Solução de Reidratação Oral, um líquido recomendado em casa ou o aumento da ingestão de líquidos durante um episódio de diarreia. Observaram que a TRO consiste na administração oral de sódio, um hidrato de carbono e água. A TRO é uma forma muito eficaz de combater a mortalidade devida à diarreia aguda, que é capaz de causar desidratação e choque num curto espaço de tempo numa criança (Obionu, 2001). A terapia de reidratação oral pode significar a utilização de líquidos caseiros como a papa, a solução de açúcar e sal (SSS), a água de arroz, o leite materno, *etc.,* ou a solução de reidratação oral para tratar uma diarreia. A SRO é a fórmula padrão da OMS/UNICEF considerada a melhor forma de repor a água e o sal perdidos durante a diarreia. Fornece exatamente o equilíbrio certo de glucose e sal (OMS, 1993). A SRO é preparada dissolvendo um pacote pronto de sal num litro de água, o que equivale a uma garrafa de cerveja ou a duas garrafas de Coca-cola. A solução assim preparada é deitada fora ao fim de vinte e quatro horas para evitar a contaminação. Cerca de dois terços da população mundial podem obter pacotes de SRO perto das suas casas, uma vez que mais de 60 países, incluindo a Nigéria, produzem pacotes de SRO (OMS, 1994). No entanto, quando o SRO não está disponível, devem ser utilizados outros líquidos recomendados em casa para evitar a desidratação. Os líquidos recomendados, para além do leite materno, incluem o SSS.

SSS é a versão caseira da SRO, que envolve a utilização de sal comum, açúcar branco e água. O conteúdo é de 3 g (metade do nível padrão ou uma colher de chá de 5 ml de sal), cinco cubos de açúcar ou 10 colheres de chá de açúcar granulado misturados num litro de água limpa ou o equivalente a uma garrafa de cerveja ou duas garrafas de coca-cola. A água para preparar solução de açúcar e sal deve ser limpa, mas não necessariamente fervida (Cutting, 1994). Este método é defendido pelo Governo nigeriano e é normalmente ensinado por educadores de saúde às mães que frequentam as clínicas pré-natais (Ekenedo, 1994). A razão para isto pode ser o facto de os ingredientes poderem ser facilmente encontrados em casa e também serem rentáveis e aceitáveis.

O outro método é a solução salina alimentar (FSS). A solução salina alimentar pode constituir uma alternativa à solução salina de açúcar. As SFA incluem fluidos à base de alimentos, que contêm amido cozinhado e proteínas, tais como sopa de cereais, papas e papas (OMS, 1998). A OMS também recomenda a adição de sal (até 3 g) para aumentar a eficácia da SFA e também para promover a absorção de sódio de forma mais eficaz do que a SSS. Isto deve-se ao facto de a OMS ter observado que os FLS contêm mais moléculas transportadoras (glucose e aminoácidos derivados do amido e das proteínas) necessárias para a absorção de água no intestino. Os materiais para este método podem muito provavelmente ser encontrados em casa.

Outra forma de TRO é a Solução Cerealina Fraca (SCF), como a água de arroz, a água em que outros cereais foram cozinhados e a água pura. De acordo com a OMS, este tipo de solução deve ser considerado quando a utilização de fluidos à base de alimentos contendo sal não é viável (OMS, 1990). A SRO à base de arroz pode ser utilizada como uma terapia alternativa à SRO padrão na cólera, uma vez que acrescenta substrato adicional ao lúmen intestinal sem aumentar a osmolalidade, fornecendo assim moléculas de glucose adicionais para a absorção mediada pela glucose. No entanto, não existe qualquer benefício adicional em crianças com diarreia não causada por cólera. Outras modificações incluem SRO contendo amido resistente à amilase, uma vez que se postula que os hidratos de carbono não absorvidos aumentam a disponibilidade de ácidos gordos de cadeia curta que aumentam a absorção cólica de sódio e água, mas são necessários mais ensaios para demonstrar a sua superioridade (OMS, 1990).

O sal de reidratação oral também tem sido combinado com goma guar, uma mistura de hidratos de carbono não digeríveis, bem como com probióticos, zinco e glutamina, mas atualmente não existem provas suficientes para qualquer uma destas utilizações, tendo em conta as considerações adicionais de custo acrescido, instabilidade e disponibilidade de compostos adicionais (Alam e Ashraf, 2003). A prevenção de mais desidratação através da suplementação de fluidos de manutenção com SRO em cada fezes soltas para repor as perdas actuais é uma parte essencial do tratamento posterior (50-100 ml por fezes soltas).

A terapia de reidratação oral baseia-se no princípio de que a absorção intestinal de sódio (e de outros electrólitos e água) é reforçada pela absorção ativa de certas moléculas alimentares, como a glicose (que é derivada da decomposição da sacarose ou de amidos cozinhados) ou de L-aminoácidos (que são derivados da decomposição de proteínas e péptidos). Felizmente, este processo continua a funcionar normalmente durante a diarreia secretora, ao passo que as outras vias de absorção intestinal do sódio são afectadas ((Munos *et al.*, 2010).

A vantagem da solução de SRO de osmolaridade reduzida em relação à solução padrão OMS-ORS é que a solução de SRO de osmolaridade reduzida reduz significativamente a produção de fezes, os vómitos e a necessidade de infusão intravenosa não programada. Para além disso, a solução de SRO de osmolaridade reduzida também diminui significativamente a concentração média de sódio sérico às 24 horas.

A especificação abaixo é um guia geral para a quantidade de solução de SRO ou outro líquido a ser administrado em casa após cada fezes soltas:

Crianças com menos de 2 anos: 50-100 ml;

Crianças de 2 a 10 anos: 100-200ml;

As crianças com idade igual ou superior a 10 anos e os adultos devem tomar a quantidade que desejarem (Munos *et al.*, 2010).

Quadro 1: Comparação da composição das SRO de baixa osmolaridade e das SRO padrão da OMS

	Standard ORS (g/l)	Reduced osmolarity (g/l)		Standard ORS (mmol/l)	Reduced osmolarity ORS(mmol/l)
Sodium Chloride	3.5	2.6	Sodium	90	75
			Chloride	80	65
Glucose (anhydrous)	20.0	13.5	Glucose (anhydrous)	111	75
Potassium Chloride	1.5	1.5	Potassium	20	20
Trisodium citrate dihydrate	2.9	2.9	Citrate	10	10
Total	**27.9**	**20.5**	**Total osmolarity**	311	245

Adaptado de Munos et al. (2010).

Beber mais líquidos nas fases iniciais da diarreia é crucial para evitar a desidratação e a morte subsequente. A combinação da administração de mais líquidos do que o habitual logo que a diarreia começa e a continuação da alimentação é uma terapia caseira eficaz para a diarreia aguda (Cutting, 1994). Assim, o aleitamento materno e a TRO devem ser utilizados em crianças com diarreia, uma vez que são altamente eficazes na prevenção da morte por desidratação e na redução da diarreia em bebés recém-nascidos.

A OMS também recomenda a utilização de zinco no tratamento da diarreia. O zinco é um dos micronutrientes de que o nosso corpo necessita para se manter saudável. As crianças precisam de zinco para crescer e desenvolver-se normalmente, bem como para combater infecções e reparar tecidos danificados. O zinco é também necessário para o bom funcionamento do revestimento do intestino. Desempenha um papel especial ao permitir que o corpo utilize a vitamina A, outro micronutriente essencial que aumenta a capacidade das crianças para combater as infecções, e também se descobriu recentemente que é crucial para permitir que as crianças subnutridas recuperem da diarreia. As melhores fontes de zinco são a carne, o peixe, o leite materno e os cereais. A suplementação de zinco em combinação com a TRO demonstrou reduzir significativamente a duração e a gravidade da diarreia aguda e persistente e aumentar a sobrevivência em vários ensaios de controlo aleatórios (Roy e Tomkins, 1994; Park 2009).

Embora a maioria dos casos de diarreia aguda seja causada por vírus, como o rotavírus e o adenovírus entérico, e tenda a apresentar-se de forma ligeira e autolimitada, consistindo o tratamento ideal apenas em reidratação oral e apoio nutricional, alguns casos podem, no entanto, necessitar de terapêutica antimicrobiana devido à gravidade do quadro clínico ou ao maior potencial da criança para desenvolver complicações, como a disseminação da doença, a sépsis ou a coagulação intravascular disseminada. O tratamento antimicrobiano tende a acelerar a resolução clínica da diarreia, a impedir a progressão da doença e a reduzir a gravidade dos sintomas associados, como a febre, a dor abdominal e os vómitos. Além disso, a terapêutica antimicrobiana diminui os casos secundários, ao travar a propagação de pessoa para pessoa da maioria dos agentes patogénicos, o que justifica uma consideração especial pela utilização de antibióticos no tratamento de trabalhadores de cuidados infantis, profissionais de saúde e trabalhadores da indústria ou serviços de restauração. A adoção imediata de terapia antimicrobiana empírica também é útil no contexto de diarreia febril aguda com sangue em crianças pequenas e é atualmente recomendada pela Organização Mundial de Saúde (OMS, 1994). Por outro lado, existem vários argumentos contra o uso empírico de antibióticos na diarreia infecciosa aguda. O mais convincente deles é o facto de a diarreia infecciosa aguda ser tipicamente uma doença auto-limitada, independentemente da sua etiologia, com a maioria dos casos a resolver-se em menos de três dias (Goodman e Segreti, 1999).

Além disso, há que considerar a baixa incidência de agentes patogénicos tratáveis entre os agentes causadores da diarreia aguda (que são vírus na maioria dos casos), a possível ocorrência de efeitos secundários, o desenvolvimento potencial de estirpes resistentes, o custo do tratamento e os possíveis efeitos nocivos para a própria doença, como se viu com a *E. coli* enterohemorrágica (EHEC) e *a*

Salmonella não tifoide.

Além disso, praticamente todos os antimicrobianos orais são capazes de causar ou agravar a diarreia devido ao seu efeito na microflora intestinal (Diniz-Santos *et al.*, 2006). A eficácia dos antimicrobianos orais pode também ser reduzida devido a uma absorção intestinal deficiente e a uma motilidade intestinal acrescida. O inconveniente mais grave da utilização generalizada de antimicrobianos para o tratamento da diarreia infecciosa é o consequente aumento das taxas de resistência antimicrobiana, fomentado pela utilização não selectiva destes medicamentos em doentes com um quadro ligeiro, com baixo risco de complicações ou que recuperariam bem sem antibióticos (Diniz-Santos *et al.*, 2006). Esse achado demonstra o importante papel do médico na prescrição desses medicamentos, principalmente em pacientes ambulatoriais. Cada caso deve ser avaliado individualmente, considerando a idade do doente, o seu estado nutricional, o risco de complicações, as características da diarreia com possíveis agentes etiológicos e os riscos e benefícios intrínsecos à terapêutica antimicrobiana. A informação laboratorial é particularmente útil para ajudar a distinguir enteropatógenos invasivos (que podem necessitar de terapia antimicrobiana) de agentes não invasivos, como vírus (rotavírus, adenovírus, calicivírus e astrovírus) e parasitas *(Giardia lamblia, Entamoeba histolytica* e *Criptosporium sp.).*

Dada a natureza autolimitada da doença, a maioria dos doentes com diarreia aguda não necessita de avaliação laboratorial e pode ser tratada com segurança em ambulatório. Embora a cultura de fezes e os testes antimicrobianos dos isolados sejam a melhor forma de selecionar o regime antimicrobiano mais adequado, os resultados só estão disponíveis após 72 horas ou mais (Diniz-Santos *et al.*, 2006). Em alguns casos, é possível esperar pelo resultado, mas muitas vezes estes casos melhoram substancialmente durante este intervalo e a utilização de antibióticos deixa de ser necessária quando os resultados ficam disponíveis, mesmo que sejam identificadas bactérias enteropatogénicas. Em casos graves, no entanto, é aconselhável iniciar antimicrobianos empiricamente assim que as fezes são recolhidas para cultura.

Uma vez que a utilização de antibióticos está associada a taxas de resposta mais elevadas se for adoptada no início da doença, muitas vezes não é possível esperar pelos resultados da cultura de fezes antes de iniciar a terapêutica antimicrobiana. Por conseguinte, a decisão de iniciar a terapêutica antimicrobiana para a diarreia aguda tem de ser tomada exclusivamente com base em dados clínicos e a escolha do agente antimicrobiano tem de ser feita empiricamente. Deve consistir no espetro antimicrobiano mais estreito possível que cubra os agentes patogénicos mais prováveis em cada caso. Assim que os resultados da cultura de fezes estiverem disponíveis, a terapia pode ser alterada de acordo com o padrão de suscetibilidade antimicrobiana, favorecendo a utilização de medicamentos de espetro mais estreito, mais baratos e mais seguros, se a terapia antimicrobiana continuar a ser necessária.

Para diminuir os custos, bem como para reduzir a possibilidade de aumento da resistência antimicrobiana entre as estirpes em circulação, os médicos devem escolher o regime antibiótico mais restrito que cubra adequadamente os organismos previstos para cada caso. Por conseguinte, é crucial um conhecimento atualizado das estirpes que circulam localmente e dos seus padrões de suscetibilidade antimicrobiana (Diniz-Santos *et al;* 2006).

Os agentes probióticos, como a levedura não patogénica *Saccharomyces boulardii,* podem ser benéficos para o tratamento da diarreia através de vários mecanismos. Estes mecanismos variam de um agente para outro; incluem a competição com os enteropatogénios pela nutrição e adesão, a modificação das toxinas bacterianas e/ou dos seus receptores e a modulação da resposta imunitária do hospedeiro (Wilson e Perini, 1998; Walker, 2000). Várias revisões sistemáticas abordaram o papel dos probióticos no tratamento da diarreia aguda. Em geral, é consensual que os probióticos reduzem a duração da diarreia quando comparados com um placebo, embora isto possa não ser verdade para a diarreia bacteriana. Até à data, não se registaram quaisquer efeitos secundários (Bemett *et al.,* 1994; Michail e Abernathy, 2003).

Capítulo 5. Prevalência/Incidência da Diarreia

A doença diarreica é uma das principais causas de mortalidade e morbilidade infantil no mundo e resulta maioritariamente de fontes de água e alimentos contaminados. Em todo o mundo, 780 milhões de pessoas não têm acesso a água potável melhorada e 2,5 mil milhões não têm saneamento básico melhorado (OMS, 2013). A diarreia causada por uma infeção está generalizada nos países em desenvolvimento. Nos países em desenvolvimento, as crianças com menos de três anos de idade sofrem, em média, três episódios de diarreia por ano. Cada episódio priva a criança da nutrição necessária para o seu crescimento. Consequentemente, a diarreia é uma das principais causas de subnutrição e as crianças subnutridas têm mais probabilidades de adoecer devido à diarreia (OMS, 2013).

É um facto documentado que as doenças diarreicas constituem um importante problema de saúde pública nas crianças com menos de 5 anos de idade, especialmente nos países em desenvolvimento. Em 2002, estima-se que 1,6 milhões de crianças morreram em consequência de doenças diarreicas nos países em desenvolvimento. Assim, as doenças diarreicas constituem a principal causa de morte, para além de doenças como a pneumonia, o sarampo e outras infecções semelhantes. Em 2005, a morbilidade diarreica na Índia foi de 1,07 milhões de casos e a mortalidade foi de 2 040 nestas crianças (Governo da Índia, 2006).

Os esforços internacionais para combater este problema mundial incluem o Programa de Controlo das Doenças Diarreicas, cujos objectivos são reduzir a morbilidade e a mortalidade por diarreia. Em muitas áreas geográficas ocorrem padrões sazonais distintos de diarreia. Nos climas temperados, a diarreia bacteriana ocorre mais frequentemente durante a estação quente, enquanto a diarreia viral, em especial a diarreia causada por rotavírus, atinge o seu pico durante o inverno. Nas zonas tropicais, a diarreia causada por rotavírus ocorre durante todo o ano, aumentando a sua frequência durante os meses mais secos e frios, enquanto a diarreia bacteriana atinge o seu pico durante a estação mais quente e chuvosa. A incidência de diarreia persistente segue os mesmos padrões sazonais que a diarreia aquosa aguda (OMS, 1998).

Na Nigéria, as doenças diarreicas são a terceira principal causa de morte em crianças com menos de 5 anos, sendo responsáveis por 16% da taxa de mortalidade de menores de 5 anos na Nigéria (Borah *et al.,* 2014). A maior parte destas mortes resulta de desidratação grave, que poderia ter sido evitada através de uma terapia de reidratação oral (TRO) com solução de açúcar e sal (SSS) ou sal de reidratação oral (SRO) (Ahmad, 2008). Em maio de 2004, a OMS e a UNICEF publicaram uma declaração conjunta para reduzir as mortes por diarreia entre as crianças mais vulneráveis do mundo (Boschi, 2008). Esta declaração recomendava a utilização de SRO de baixa osmolalidade, que reduz a necessidade de fluidos intravenosos, e a utilização de suplementos de zinco como terapia adjuvante que diminui a duração e a gravidade do episódio de diarreia e a probabilidade de infeção subsequente nos 2 a 3 meses seguintes ao tratamento (Boschi, 2008). A OMS e a UNICEF recomendam 20 mg de zinco por dia durante10-14 dias para bebés e crianças, e 10 mg para bebés com menos de seis meses de idade, enquanto a SRO de baixa osmolaridade é administrada de acordo com o estado de desidratação da criança e o plano de tratamento (Borah *et al.,* 2014). Apesar da evidência dos benefícios, tem havido poucos progressos na utilização generalizada de SRO e zinco para o tratamento da diarreia. A situação é ainda pior na Nigéria, onde a utilização de TRO é de 38%, dos quais a utilização de SRO é apenas de 34%. Isto significa que a Nigéria ainda está longe de atingir o objetivo de 1995 de 80% de cobertura de TRO (Borah *et al.,* 2014). Com a taxa de aleitamento materno exclusivo da Nigéria em 17%, e com 16% dos bebés com menos de 2 meses de idade ainda a serem alimentados a biberão, e sendo a alimentação a biberão um fator de risco importante para as doenças diarreicas, as crianças com menos de 5 anos na Nigéria podem ainda estar em perigo de morbilidade e mortalidade por diarreia (Borah *et al.,* 2014).

O inquérito Demográfico e de Saúde da Nigéria de 2013 situou a taxa de mortalidade de menores de cinco anos do país em 128 mortes por 1 000 nados-vivos, o que implica que uma em cada 8 crianças nascidas na Nigéria pode morrer antes de completar 5 anos (Borah *et al.,* 2014). Embora o nível tenha diminuído significativamente em relação às 201 mortes por 1000 nados vivos registadas em 2003, a Nigéria ainda tem um longo caminho a percorrer para atingir a meta dos Objectivos de Desenvolvimento do Milénio (ODM) de 64 mortes por 1000 nados vivos até 2015 (Ahmad, 2008).

Capítulo 6. Factores Associados aos Conhecimentos e Práticas de Gestão das Mães e Cuidadores

É importante notar que o conhecimento adequado dos conceitos, dos agentes causadores, da manifestação, do modo de transmissão, das medidas preventivas e da gestão da diarreia infantil acima referidos é um passo importante na identificação das doenças e das suas práticas de prevenção e gestão. São muitos os factores que afectam o comportamento de procura de saúde por parte das mães e das pessoas que cuidam das crianças.

As crenças e atitudes culturais afectam a forma como uma família encara a doença de uma criança e as opções de tratamento disponíveis (Parades, 1992). As atitudes e crenças culturais afectam a utilização dos serviços de saúde por uma determinada população e podem também afetar a prática de gestão das mães relativamente à diarreia infantil (Malantinema, 1994).

Um relatório populacional de 1985 mostrou que a idade, a paridade, o nível educacional, a localização e o emprego tinham grande influência na utilização dos serviços de saúde. De acordo com o relatório, a taxa de utilização era elevada entre as mulheres com idades compreendidas entre os 30 e os 39 anos e menor entre as mulheres com menos de 30 anos. A taxa de utilização era também elevada entre as mulheres com 2 a 3 filhos, entre as mulheres com melhor formação académica e entre as mulheres urbanas. Alguns destes factores podem também estar implicados nos conhecimentos e na gestão da diarreia infantil por parte das mães e dos prestadores de cuidados. Logicamente, é de esperar que as mulheres com mais habilitações literárias e as mulheres com mais de um filho possam ter um nível de conhecimentos elevado e que, devido à sua experiência, consigam gerir a diarreia infantil.

Afolabi *et al.* (1995) referiram que a idade e o nível de instrução influenciam significativamente o comportamento das mães na procura de cuidados de saúde, mas não o tratamento. A Organização Mundial de Saúde (1998) revelou que o acesso físico, a barreira do consumidor, a falta de informação e de motivação, as crenças contraditórias ou um sistema social deficiente contribuíam para as más práticas dos serviços de saúde na Nigéria. É também necessário afirmar que alguns desses factores podem ter uma influência significativa na gestão da diarreia infantil por parte das mães e das pessoas que cuidam das crianças.

Um estudo sobre os factores que afectam a utilização de TRO na Índia afirmava que muitas pessoas não sabiam a causa da diarreia. Acreditavam frequentemente que a dentição era a responsável. Também acreditavam que dar mais bebidas a uma criança aumentaria a diarreia (Roy, 1990). No Brasil, as mães, por ignorância, consideravam a diarreia como uma variedade de doenças populares, mau-olhado, doença do medo, intrusão de espíritos, calor intestinal ou fontanela afundada e, como resultado, não utilizavam a TRO (Bern, 1992). Estudos efectuados em Cross River, na Nigéria, revelaram que a subutilização da TRO se devia à ignorância e à falta de fé na solução (UNICEF, 1993).

Na África do Sul, a gestão eficaz da diarreia infantil tem sido limitada devido a mal-entendidos ou concepções erradas por parte dos prestadores de cuidados (Khnor, 2002). As razões para esta limitação, tal como declaradas pelos profissionais de saúde, incluem a falta de tempo para explicar às mães e aos prestadores de cuidados as práticas de tratamento, especialmente a preparação da TRO. As crenças relativas à causa da diarreia variam muito nas diferentes culturas. Pode considerar-se que a diarreia resulta de acontecimentos normais do desenvolvimento das crianças pequenas (por exemplo, dentição, gatinhar) ou da ingestão de certos alimentos, talvez devido às propriedades especiais desses alimentos, vermes intestinais, ataques espirituais ou enfeitiçamento (Jelliffe e Jelliffe, 1996).

Capítulo 7. Enunciado do problema e justificação do estudo

As doenças diarreicas são uma das principais causas de morte das crianças com menos de 5 anos de idade, nomeadamente nos países em desenvolvimento. A taxa de mortalidade global estima que 1,5 a 5,1 milhões de crianças com menos de 5 anos morrem anualmente de diarreia e das suas complicações. A diarreia, que causa a morte por desidratação, é também uma causa importante de morbilidade entre as crianças mais velhas e os adultos (Agbolade *et al.*, 2015). Antes dos 5 anos de idade, praticamente todas as crianças do meio africano tiveram pelo menos um episódio de diarreia infantil, sendo que algumas chegam a ter três episódios por ano (Adimora *et al.*, 2011).

A introdução da terapia de reidratação oral (TRO) em 1975 reduziu significativamente a mortalidade causada por esta doença. Este modo de tratamento é barato, aceitável, acessível, seguro e pode ser aplicado em praticamente qualquer ambiente (Adimora *et al.*, 2011).

A diarreia é uma doença que constitui um problema de saúde pública. A perceção das mães/cuidadores relativamente à causa da diarreia nas crianças determina o seu tratamento atempado e adequado em casa e o subsequente encaminhamento para os serviços de saúde. O tratamento adequado da diarreia em casa reduz significativamente a morbilidade e a mortalidade relacionadas com a diarreia e as suas complicações (Doreen *et al.*, 2008).

A informação disponível sobre o tratamento domiciliário da diarreia infantil, particularmente em locais com poucos recursos, é insuficiente. Se forem obtidas, essas informações podem ser úteis para orientar melhor os esforços de promoção da saúde que ajudarão a reduzir a morbilidade e a mortalidade devidas às doenças diarreicas infantis no Estado. Além disso, essa informação será útil no desenvolvimento de intervenções direccionadas para melhorar a gestão domiciliária da diarreia infantil pelas mães/cuidadores.

Capítulo 8. Objectivos do estudo

i. Generalidades

O objetivo deste estudo é determinar a forma como a diarreia infantil é gerida em casa pelas mães e prestadores de cuidados em Uyo, na Nigéria.

¡¡. Específico

- Avaliar os conhecimentos das mães/cuidadores sobre a diarreia infantil.

- Determinar a perceção das mães/cuidadores relativamente à diarreia infantil.

- Identificar qualquer possível relação entre as características demográficas das mães/cuidadores e o conhecimento sobre a diarreia infantil e a sua gestão.

- Avaliar a gestão doméstica da diarreia infantil pelas mães/cuidadores.

Capítulo 9. MÉTODOS

Dois Centros de Saúde Primários localizados em Uyo foram seleccionados para este estudo através de uma técnica de amostragem aleatória simples. Os centros foram os seguintes (i) Centro de Saúde Primário Wellington Bassey Way, Uyo. (ii) Centro de Saúde Primário Abak Road, em frente ao Secretariado Federal, Uyo.

A administração local de Uyo é uma criação do Governo Federal da Nigéria. Uyo foi criada como província em 1959 pelos senhores coloniais. É, por criação, um dos 31 conselhos governamentais locais que constituem o Estado de Akwa-Ibom. Uyo desempenha o duplo papel de capital do Estado e de sede do governo local e é delimitada pelas áreas governamentais locais de Abak, Itu, Uruan, Ibesikpo-Asutan e Etinan. Com o aparecimento de várias instituições de ensino em Uyo, tem-se registado um afluxo de indígenas a estas instituições para receberem educação formal. Os indígenas de Uyo são da raça Ibibio e falam a língua Ibibio.

Este estudo é um estudo transversal descritivo que utilizou questionários estruturados e validados para entrevistar mães/cuidadores de crianças com menos de cinco anos que frequentaram centros de saúde primários seleccionados em Uyo para a imunização infantil durante o período do estudo. Cada um dos inquiridos foi entrevistado individualmente pelo investigador com a ajuda de um estudante universitário que recebeu formação do investigador.

O trabalho de investigação foi realizado entre mães e prestadores de cuidados de saúde residentes na área governamental local de Uyo do Estado de Akwa Ibom, que frequentaram o centro de saúde primário selecionado para a imunização infantil durante o período de estudo.

Critérios de inclusão: Os critérios de inclusão para este estudo foram mães/cuidadores com idade igual ou superior a 18 anos, residentes em Uyo e com pelo menos uma criança com menos de cinco anos de idade. **Critérios de exclusão:** Mães/prestadores de cuidados que recusaram participar no estudo. A seleção da amostra foi feita com base num conjunto de critérios de inclusão.

O tamanho da amostra (n) foi calculado de acordo com a fórmula descrita por Yamane (1967):

$\{n=N/1+1(e)\}^2$

A dimensão da amostra calculada foi de 154 inquiridos para a Base de Cuidados de Saúde Primários Wellington Bassey Way e 172 inquiridos para o Centro de Saúde Primário Abak Road. No entanto, 164 inquiridos foram entrevistados na Base de Cuidados de Saúde Primários Wellington Bassey Way, enquanto 187 inquiridos foram entrevistados no Centro de Saúde Primário Abak Road, perfazendo um total de 351 inquiridos.

Os dados foram recolhidos junto dos inquiridos em cada centro de saúde primário durante quatro semanas.

Foram tomadas medidas para garantir que os dados não fossem recolhidos de um inquirido mais do que uma vez. O período de estudo decorreu entre dezembro de 2015 e março de 2016.

Os dados quantitativos foram analisados utilizando o pacote informático Statistical Program for the Social Science (SPSS) versão 16.0 com estatísticas descritivas.

A autorização ética e a aprovação formal desta investigação foram obtidas junto do Ministério da Saúde do Estado de Akwa-Ibom.

Capítulo 10. RESULTADOS

Características sócio-demográficas dos inquiridos

Foram entrevistadas trezentas e cinquenta e uma mães de crianças com menos de cinco anos de idade.

Os dados sociodemográficos das inquiridas são apresentados no Quadro 1. 71,8% (252) das inquiridas afirmaram que os seus cônjuges/parceiros tinham concluído o ensino superior, enquanto 25,1% (88) afirmaram que os seus cônjuges/parceiros tinham concluído apenas o ensino secundário e 3,1% (11) afirmaram que os seus cônjuges/parceiros tinham concluído apenas o ensino primário.

Nível de conhecimento das mães sobre a diarreia infantil e o seu tratamento

Duzentos e noventa e seis inquiridos (84,3%) definiram corretamente a diarreia em crianças como a passagem de três ou mais fezes aquosas/ soltas no espaço de 24 horas. No entanto, 15,7% (55) dos inquiridos não conseguiram identificar corretamente o que é a diarreia nas crianças, com muitos a afirmarem que a diarreia é a passagem de fezes esverdeadas, fezes mucóides ou fezes com sangue, sem referência à consistência e frequência das fezes.

Quadro 2: Dados sociodemográficos de todos os inquiridos

	Frequência	Proporção (%)
Distribuição etária		
18-30 anos	201	57.26
31-40 anos	129	36.75
41-50 anos	14	3.99
>50anos	7	1.99
Nível de escolaridade		
Sem educação formal	3	0.9
Primário	9	2.6
Secundário	126	35.9
Terciário	213	60.7
Estado civil		
Individual	35	10

Casado	312	88.9
Separados	4	1.1
Número de crianças		
1 criança	89	25.4
2 crianças	125	35.6
3-4 crianças	129	36.8
>4 crianças	8	2.3
Rendimento familiar mensal		
20.000-40.000NGN	53	15.1
41.000-60.000NGN	82	23.4
61.000-80.000NGN	114	32.5
>80.000NGN	91	25.9
Recusou-se a revelar o rendimento mensal	11	3.1

Duzentos e sessenta e dois inquiridos (74,6%) acreditam que a diarreia é uma condição médica grave. No entanto, 10,3% (36) dos inquiridos não consideravam a diarreia um problema de saúde grave, enquanto 15,1% (53) não sabiam se a diarreia era ou não um problema de saúde grave. Apenas 17,6% (46) dos 262 inquiridos que acreditavam que a diarreia era um problema de saúde grave conseguiram identificar a desidratação e a perda de electrólitos como complicações fatais da diarreia.

Da nossa avaliação, 48,1% (169) de todos os inquiridos tinham conhecimentos médios sobre a diarreia e a sua gestão em casa, enquanto 30,5% (107) tinham conhecimentos fracos e apenas 21,4% (75) dos inquiridos tinham conhecimentos relativamente elevados sobre a diarreia infantil e a sua gestão em casa.

Relação entre as características sociodemográficas das mães e os seus conhecimentos sobre o tratamento domiciliário da diarreia infantil

As características demográficas dos inquiridos com conhecimentos fracos, médios e elevados sobre a gestão doméstica da diarreia infantil são apresentadas nas Tabelas 2, 3 e 4, respetivamente.

Quadro 3: Perfil sociodemográfico dos inquiridos com conhecimentos insuficientes sobre o tratamento domiciliário da diarreia infantil

PERFIL SÓCIO-DEMOGRÁFICO	FREQUÊNCIA	(%)	Proporção (%)
IDADE (ANOS)	**(N = 107)**		
18-30	78	72.9	38.8
31-40	24	22.43	18.6
41-50	02	1.87	14.3
>50	03	2.8	42.9
NÍVEL DE EDUCAÇÃO	**(N = 107)**		
Sem educação formal	03	2.8	100
Primário	03	2.8	33.3
Secundário	56	52.34	44.4
Terciário	45	42.06	21.1
ESTADO CIVIL	**(N = 107)**		
Individual	15	14.02	42.9
Casado	92	86.0	29.5
Separados	--	--	--
NÚMERO DE FILHOS	**(N = 107)**		
1	39	36.45	43.8
2	32	29.91	25.6
3-4	36	33.65	27.9
>4	--	--	--
RENDIMENTO FAMILIAR (NAIRA)	**(N = 107)**		
20,000 - 40,000	23	21.5	43.4
41,000-60,000	22	20.5	26.8
61,000-80,000	36	33.65	31.6
>80,000	19	17.76	20.9
Recusou-se a revelar	07	6.54	63.6

Tabela 4: Perfil sociodemográfico dos inquiridos com conhecimentos médios sobre a gestão doméstica da diarreia infantil

PERFIL SÓCIO-DEMOGRÁFICO	FREQUÊNCIA	(%)	Proporção (%)
IDADE (ANOS)	**(N = 169)**		
18-30	99	58.58	49.3
31-40	63	37.28	48.8

41-50	06	3.55	42.9
>50	01	0.59	14.3
NÍVEL DE EDUCAÇÃO	**(N = 169)**		
Sem educação formal	--	--	--
Primário	05	2.96	55.6
Secundário	52	30.77	41.3
Terciário	112	66.27	52.58
ESTADO CIVIL	**(N =169)**		
Individual	14	8.3	37.1
Casado	151	89.4	48.7
Separados	04	2.4	100
NÚMERO DE FILHOS	**(N = 169)**		
1	44	26.04	49.43
2	66	39.05	52.8
3-4	**54**	31.95	41.9
>4	05	2.96	62.5
RENDIMENTO FAMILIAR (NAIRA)	**(N = 169)**		
20,000 - 40,000	24	14.2	45.28
41,000-60,000	39	23.08	47.6
61,000-80,000	58	34.32	50.9
>80,000	44	26.04	48.4
Recusou-se a revelar o montante	04	2.37	36.4

Tabela 5: Perfil sociodemográfico dos inquiridos com elevado conhecimento da gestão doméstica da diarreia infantil

PERFIL SÓCIO-DEMOGRÁFICO	FREQUÊNCIA	(%)	Proporção (%)
IDADE (ANOS)	**(N = 75)**		
18-30	24	32.0	11.9
31-40	42	56.0	32.6
41-50	06	8.0	42.9
>50	03	4.0	42.9
NÍVEL DE EDUCAÇÃO	**(N = 75)**		
Sem educação formal	--	--	--

Primário	01	1.33	11.1
Secundário	18	24.0	14.3
Terciário	56	74.67	26.3
ESTADO CIVIL	**(N = 75)**		
Individual	06	8.0	17.1
Casado	69	92.0	22.1
Separados	--	--	--
NÚMERO DE FILHOS	**(N = 75)**		
1	07	9.33	7.9
2	27	36.0	21.6
3-4	38	50.67	29.5
>4	03	4.0	37.5
RENDIMENTO FAMILIAR (NAIRA)	**(N = 75)**		
20,000 - 40,000	06	8.0	11.3
41,000-60,000	21	28.0	25.6
61,000-80,000	20	26.67	17.5
>80,000	28	37.33	12.1

Capítulo 11. Métodos utilizados no tratamento domiciliário da diarreia infantil

Embora 82,9% (291) dos inquiridos tenham afirmado utilizar a UNICEF ORS/SSS no tratamento da diarreia infantil em casa, apenas 43,3% (152) tinham um tratamento relativamente bom da diarreia infantil em casa, uma vez que estes inquiridos conseguiam dizer corretamente como a solução é preparada e administrada. Sessenta dos inquiridos (17,1%) afirmaram nunca ter utilizado o UNICEF ORS/SSS no tratamento da diarreia. As razões apresentadas para a não utilização da UNICEF ORS/SSS foram: falta de conhecimento da sua existência 55% (33), indisponibilidade da UNICEF ORS na sua localidade 18,3% (11), não estar familiarizado com a sua utilização 18,3% (11), custo elevado 6,7% (4), acreditar que os antibióticos são mais eficazes e adequados para a diarreia infantil 1,7% (1).

Apenas 29,6% (104) dos inquiridos referiram ter utilizado pastilhas de zinco no tratamento da diarreia infantil em casa, enquanto 70,4% (247) dos nossos inquiridos disseram nunca ter utilizado pastilhas de zinco no tratamento da diarreia infantil em casa. As razões dadas para a não utilização de pastilhas de zinco no tratamento da diarreia infantil em casa pelos 247 inquiridos que relataram nunca ter utilizado pastilhas de zinco no tratamento da doença em casa foram: falta de conhecimento da sua existência - 89,1% (220), indisponibilidade na sua localidade - 7,3% (18), falta de conhecimento de como é preparada e administrada - 2,8% (7) e custo elevado das pastilhas de zinco - 0,8% (2).

Capítulo 12. DISCUSSÃO

A diarreia continua a contribuir substancialmente para a elevada taxa de mortalidade entre as crianças pequenas a nível mundial (Borah *et al.*, 2014). Muitos dos casos de diarreia registados são de natureza grave, resultando em elevada mortalidade devido à desidratação (Patel *et al.*, 2009). Os resultados deste estudo mostraram que a maioria dos inquiridos conseguiu identificar a diarreia em crianças como a passagem de três ou mais fezes aquosas/ soltas no espaço de 24 horas. Isto é louvável e o resultado é relativamente mais elevado do que os relatórios anteriores de Ilorin e Enugu, onde 78,5% e 69,0% das mães/cuidadores de crianças com menos de cinco anos de idade, respetivamente, conseguiram identificar corretamente a diarreia infantil (Abu-saeed, 2012; Adimora *et al.*, 2011). É necessário que as mães/cuidadores tenham conhecimentos suficientes para identificar corretamente a diarreia infantil, uma vez que isso aumentará a sua capacidade de gerir adequadamente a doença em casa. A identificação correcta é, na verdade, o primeiro passo na gestão de qualquer doença.

A diarreia não foi considerada uma doença grave por cerca de 10,4% dos inquiridos, enquanto 10,6% não sabiam se era ou não uma doença grave. A diarreia pode ter consequências fatais, especialmente se não for tratada atempadamente. As principais consequências fatais da doença são o risco de desidratação e o desequilíbrio eletrolítico. A desidratação é uma ameaça grave que a diarreia representa. A desidratação é a maior ameaça que a diarreia representa para os bebés e as crianças com menos de cinco anos de idade. Victoria *et al.* (2000) afirmaram que os sinais de desidratação não são evidentes até que haja uma perda aguda de fluidos de aproximadamente 4-5 por cento do peso corporal. Os sinais e sintomas de desidratação incluem fontanela afundada, boca e garganta secas, pulso rápido e fraco, perda de elasticidade da pele e quantidade reduzida de urina. Esta perda pode levar ao choque e à morte prematura de crianças com menos de cinco anos.

A proporção de inquiridos que tinham um bom conhecimento das causas da diarreia é superior à relatada por Adimora *et al.* em 2011, em que apenas 47% dos inquiridos em Enugu conseguiram identificar as causas da diarreia. Acredita-se que as mães com um bom conhecimento das causas da diarreia serão capazes de fornecer medidas preventivas que podem reduzir a incidência desta doença entre os seus filhos. A diarreia pode ser um sintoma de infeção causada por uma série de organismos bacterianos, virais e parasitários, a maioria dos quais pode ser transmitida por água contaminada. Em todo o mundo, os vírus, especialmente o rotavírus, foram identificados como a principal causa de diarreia aguda nas crianças. Estudos efectuados na Nigéria também revelaram que os vírus são as principais causas de diarreia em 60% dos casos, sendo as bactérias responsáveis por apenas 3 a 20% dos casos (Lucas e Gilles, 2009). A maioria destes agentes patogénicos é transmitida por via fecal-oral através de alimentos e água contaminados, utensílios de alimentação sujos (especialmente biberões e tetinas) e os dedos dos bebés ou da mãe contaminados com fezes (Spradley e Allender, 1998).

As crianças pequenas estão frequentemente infectadas com agentes patogénicos entéricos e as suas fezes são fontes importantes de infeção para outros, especialmente para as crianças com diarreia (OMS, 2001). Por conseguinte, a eliminação higiénica das fezes de todas as crianças pequenas é um aspeto importante da prevenção da diarreia. A lavagem adequada das mãos, de acordo com a Partnership for Transforming Health Systems (PATHS), é uma das precauções higiénicas universais que devem ser adoptadas pelas mulheres para prevenir a ocorrência de doenças. A lavagem correcta das mãos implica a utilização de água limpa e sabão para garantir a eliminação total dos germes que se encontram debaixo das unhas e que podem ter acesso aos alimentos da criança. A lavagem das mãos é especialmente eficaz para prevenir a propagação da *Shigella,* que é também uma importante causa de diarreia. As mãos devem ser lavadas cuidadosamente depois de defecar, antes de manusear alimentos e antes de comer. Todas as precauções higiénicas acima mencionadas são susceptíveis de reduzir o risco de infeção e melhorar o estado de saúde das mães portadoras de crianças e dos seus filhos (PATHS, 2005).

A relação entre a idade e o nível de conhecimentos dos inquiridos mostrou que os inquiridos com idades compreendidas entre os 41 e os 50 anos e os inquiridos com mais de 50 anos tinham a maior proporção de inquiridos com conhecimentos relativamente elevados sobre a diarreia infantil e a sua gestão em casa **(Quadros 3-5).** Isto pode ser uma indicação de que quanto mais velha é a mãe/cuidador, mais conhecimentos tem sobre a gestão da diarreia infantil em casa. Os estudos encontraram uma relação em forma de U entre a idade das mães/cuidadores e os conhecimentos sobre a diarreia infantil e o seu tratamento em casa; nestes relatórios, os resultados em termos de saúde infantil eram melhores nas crianças cujas mães tinham vinte e poucos anos ou trinta e mais fracos nas crianças de mães muito jovens e idosas (Feyisetan *et al.,* 1997; Kosimbei, 2005). Noutro estudo de Negussie e Chepngeno, verificou-se que a idade da mãe era um forte indicador do comportamento de procura de cuidados de saúde, sendo menos provável que as mães mais velhas procurassem cuidados para os seus filhos (Negussie e Chepngeno, 2005).

A relação entre o nível de escolaridade do inquirido e os seus conhecimentos sobre a diarreia infantil e o seu tratamento em casa mostra que os inquiridos com nível de escolaridade superior tinham a maior proporção de inquiridos com conhecimentos relativamente elevados sobre a diarreia infantil e o seu tratamento em casa **(Quadros 3-5).** Isto pode ser uma indicação de que quanto mais elevado for o nível educacional de uma mãe/cuidador, mais conhecimentos terá sobre a diarreia infantil e o seu tratamento em casa. O nível de escolaridade da mãe/cuidador pode influenciar a sua perceção e as práticas de tratamento da doença em casa. A educação reforça a capacidade intelectual de um indivíduo para compreender conceitos aparentemente difíceis, sobretudo quando esses conceitos são praticáveis. O nível de instrução influencia significativamente o comportamento em matéria de saúde. Isto deve-se ao facto de uma mãe instruída poder utilizar mais a informação sobre saúde do que as suas homólogas sem instrução (Okafor, 1993). A nossa conclusão está de acordo com os estudos efectuados por Rao *et al.* em 1998, que revelaram que as mulheres com mais habilitações literárias tinham mais probabilidades do que as menos instruídas de tratar a diarreia das crianças (Rao *et al.*, 1998).

Surpreendentemente, uma proporção significativa (42,06%) dos inquiridos com conhecimentos insuficientes sobre a diarreia infantil e a sua gestão em casa tinha um nível de escolaridade superior.

O efeito da educação materna na utilização dos serviços de saúde tem tido resultados mistos. Alguns estudos encontraram um efeito positivo, outros encontraram um efeito negativo e outros ainda não encontraram qualquer efeito (Njeri e Muriithi; 2013). Os investigadores argumentam que a educação influencia o comportamento das mães na procura de cuidados de saúde, tanto em casa como nas unidades de saúde, o que, por sua vez, tem um impacto na saúde das crianças (Joshi, 1994). A educação capacita as mulheres com conhecimento e é esse conhecimento que as leva a tomar certas medidas quando confrontadas com um problema de saúde. Feyisetan et *al.*, em 1997, descobriram que a educação da mãe estava positivamente correlacionada com o conhecimento sobre a etiologia das doenças infantis e, consequentemente, com a utilização de serviços de saúde infantil adequados (Feyisetan *et al.*, 1997). Noutros estudos, foi revelado que a relação entre a educação materna e a saúde infantil não é necessariamente direta, sendo antes moderada por outros factores, como as diferenças regionais (Shin, 2007). De acordo com Njeri e Muriithi, o nível de educação materna é mais importante para a saúde infantil nas zonas rurais pobres do que nas zonas urbanas prósperas (Njeri e Muriithi, 2013).

As mães/cuidadores que estavam separadas dos seus cônjuges não tinham um bom conhecimento da diarreia infantil e do seu tratamento em casa, enquanto que aquelas que eram casadas ou solteiras tinham uma proporção significativa com bons conhecimentos da doença e do seu tratamento em casa **(Tabelas 3-5).** Esta representação é uma indicação de que pode não haver uma relação definida entre o estado civil e o conhecimento do tratamento da diarreia infantil.

Os inquiridos cujos cônjuges tinham atingido o nível superior de educação tinham a maior proporção de inquiridos com bons conhecimentos sobre a diarreia infantil e a sua gestão doméstica **(Quadros 3-5)**. Isto pode ser uma indicação de que existe uma relação entre o nível educacional do cônjuge dos inquiridos e o nível de conhecimentos sobre a gestão da doença e a sua gestão em casa.

Parece haver uma correlação entre o conhecimento do inquirido sobre a diarreia infantil e a sua gestão doméstica com o número de filhos do inquirido. Por exemplo, a análise mostrou que quanto maior for o número de filhos de um inquirido, maior é o conhecimento do inquirido sobre a diarreia infantil e a sua gestão em casa, sendo que os inquiridos com apenas um filho têm a menor proporção de inquiridos com bons conhecimentos sobre a diarreia infantil, enquanto os inquiridos com mais de 4 filhos têm a maior proporção de inquiridos com bons conhecimentos sobre a diarreia infantil e a sua gestão em casa **(Tabela 5)**.

Este estudo mostra claramente que não existe uma relação direta entre o rendimento mensal da família e os conhecimentos sobre a diarreia infantil e a sua gestão em casa. No entanto, um estudo anterior que avaliou o efeito do rendimento familiar na saúde de uma criança concluiu que o rendimento familiar estava significativamente associado à procura de cuidados de saúde infantis, mas apenas até um determinado limiar após o qual o seu impacto é normalizado (Negussie e Chepngeno; 2005).

Uma boa percentagem dos inquiridos utilizou SRO para o tratamento da doença. As razões apresentadas pelos 17,09% dos inquiridos que afirmaram nunca ter utilizado SRO/SSS da UNICEF no tratamento da diarreia infantil incluem a falta de conhecimento da sua existência, a falta de disponibilidade na sua localidade, a falta de familiaridade com o modo de preparação e utilização, bem como o custo elevado. O desconhecimento da existência de tal preparação foi a razão mais prevalente. Esta constatação é preocupante.

Mais de metade dos inquiridos (77,78%) conhecia a função da TRO na reposição dos fluidos e electrólitos perdidos. Este nível de consciencialização é elevado. Verificou-se que a SRO (solução de reidratação oral) é muito útil na redução da morbilidade resultante da diarreia.

Por conseguinte, a elevada sensibilização das mães ajudará a dar o passo correto no tratamento da diarreia infantil em casa. No entanto, 52,1% de toda a população do estudo não soube dizer corretamente como se prepara o UNICEF ORS. Também 74,4% do nosso número total de inquiridos não soube dizer corretamente como preparar a solução de açúcar e sal. Este facto indica a necessidade de uma maior campanha de sensibilização do público. As mães/cuidadores devem ser informados sobre a importância do SRO/SSS, bem como da sua preparação. A proporção de inquiridos que sabiam como preparar corretamente a SRO e a SSS da UNICEF era bastante baixa (47,9% e 25,6%, respetivamente). Isto contrasta com um estudo de 1996 realizado por Okoro e Itombra-Okoro, em que 82% e 96% das mães sabiam como preparar corretamente SSS e ORS, respetivamente. No entanto, outro estudo em Enugu relatou que apenas 27,6% e 14,3% das mães sabiam como preparar com precisão o SRO e o SSS da UNICEF, respetivamente (Adimora *et al.*, 2011). Estas taxas diferentes podem ser um reflexo da extensão da campanha de TRO (terapia de reidratação oral) nas várias áreas onde esses estudos foram realizados.

A utilização de SSS para reidratação oral parece ser o método mais comummente ensinado pelos educadores de saúde às mães que frequentam as clínicas pré-natais na Nigéria. A razão para isto pode ser o facto de os ingredientes poderem ser facilmente encontrados em casa e também serem rentáveis e aceitáveis.

Apenas uma proporção muito pequena dos inquiridos (4,3%) acreditava que a diarreia não podia ser prevenida, enquanto 8,3% não sabiam se podia ou não ser prevenida. A diarreia pode ser prevenida através de práticas de higiene adequadas e da utilização de vacinas contra o rotavírus. A vacina contra o rotavírus é utilizada para dar proteção contra as infecções por rotavírus, que são a principal causa de diarreia grave entre as crianças pequenas. As vacinas previnem a diarreia grave e parecem também diminuir o risco de morte entre as crianças pequenas devido à diarreia. Recomenda-se que a vacina contra o rotavírus seja incluída nas vacinações de rotina, especialmente em zonas onde a doença é frequente. Isto deve ser feito juntamente com a promoção do aleitamento materno, da lavagem das mãos, da água limpa e de um bom saneamento (OMS, 2013).

Uma proporção significativamente alta do total não usa zinco no tratamento da diarreia infantil em casa. As razões dadas para a não utilização do comprimido de zinco incluíram: falta de conhecimento sobre o seu modo de administração, falta de disponibilidade na sua localidade e custo elevado. Além disso, 89% destes inquiridos afirmaram não ter conhecimento da existência e da utilização de comprimidos de zinco no tratamento da diarreia infantil. Mais uma vez, isto é uma indicação para uma campanha de sensibilização pública reforçada sobre a utilização do zinco no tratamento da diarreia infantil. O zinco é um dos micro nutrientes de que o nosso corpo necessita em pequenas quantidades para se manter saudável. Roy e Tomkins, em 1994, enumeraram a importância do zinco para incluir: crescimento e desenvolvimento normais das crianças, combate às infecções e reparação de tecidos danificados, síntese do revestimento do intestino, bem como o seu funcionamento, permitindo que o corpo utilize a vitamina A, que é outro micronutriente chave que aumenta a capacidade das crianças para combater as infecções, e permitindo que as crianças subnutridas recuperem da diarreia. As melhores fontes de zinco são a carne, o peixe, o leite materno e os cereais. A suplementação de zinco em combinação com a TRO demonstrou reduzir significativamente a duração e a gravidade da diarreia aguda e persistente e aumentar a sobrevivência numa série de ensaios de controlo aleatórios (Park, 2009).

CONCLUSÃO

A maioria da população estudada tem uma boa compreensão da definição e da manifestação da diarreia infantil.

Existe uma relação significativa entre a idade, o nível de escolaridade e o nível de paridade das mães/cuidadores desta população e o seu conhecimento sobre a diarreia e a sua gestão em casa. Não existe uma relação significativa entre o estado civil, o rendimento familiar e o nível de escolaridade dos cônjuges das mães/cuidadores desta população com os seus conhecimentos sobre a diarreia e a sua gestão em casa.

A maioria das mães/cuidadores da população estudada tinha conhecimento da utilização de SRO e SSS da UNICEF para o tratamento da diarreia em casa, mas havia falta de conhecimentos sobre a preparação correcta da solução salina e açucarada. A consciencialização e a utilização do zinco no tratamento da diarreia nesta população de mães/cuidadores é muito baixa. A fraca sensibilização, a falta de familiaridade com o modo de preparação e utilização, a indisponibilidade e o custo são factores que afectam a utilização de SRO/SSS da UNICEF e de comprimidos de zinco para o tratamento da diarreia infantil em casa pelas mães/cuidadores.

RECOMENDAÇÕES

Aparentemente, o nível de sensibilização para a diarreia tem sido inadequado e, por isso, é necessário intensificar a sensibilização das mães/cuidadores para a gravidade da diarreia infantil. Também é necessário aumentar a sensibilização para a gestão da doença através dos tratamentos recomendados pela OMS, a TRO e os suplementos de zinco, que são baratos e podem ser facilmente preparados em casa utilizando ingredientes facilmente disponíveis (isto aplica-se apenas à TRO e não ao zinco). A intensificação da consciencialização pode ser feita através de programas de educação em massa e da utilização dos meios de comunicação social para informar o público. Também pode ser feito através do uso de funcionários de saúde pública numa base porta-a-porta. Para além da falta de sensibilização para a utilização do zinco, a subutilização do suplemento pode ser uma indicação de problemas de disponibilidade e acessibilidade. Assim, para além de reforçar a sensibilização para o zinco, o Ministério da Saúde poderia aumentar ainda mais a sua disponibilidade e acessibilidade aumentando o seu stock e oferecendo-os gratuitamente em hospitais públicos e centros de saúde primários.

Além disso, as associações profissionais de saúde, como a Pharmaceutical Society of Nigeria (PSN), a Nigerian Medical Association (NMA) e a National Association of Nigeria Nurses and Midwives (NANNM), bem como as Organizações Não Governamentais (ONG), devem iniciar uma campanha agressiva de sensibilização para a saúde pública, com o objetivo de educar as mães/cuidadores de crianças com menos de cinco anos sobre os sinais e sintomas, as causas, a prevenção e o tratamento da diarreia infantil em casa. Devem também promover o aleitamento materno, a lavagem correcta das mãos e um bom saneamento.

Finalmente, recomendamos que a vacina contra o rotavírus seja incluída no Programa Nacional de Imunização (PNV). Esta medida ajudará a reduzir a morbilidade e a mortalidade significativas resultantes das doenças diarreicas.

REFERÊNCIAS

Abu-saeed K, Olakunle JM, Odilli VU, Abu-saeed MB. (2012). Avaliação dos conhecimentos das mães sobre a gestão doméstica da diarreia infantil num contexto nigeriano. *IJPRBS;* Volume 1(4):168-184.

Adimora GN, Ikefuna AN, Ilechukwu G. (2011). Gestão doméstica da diarreia infantil: necessidade de intensificar a campanha. *Jornal Nigeriano de Prática Clínica",* 14: pp237 -41.

Afolabi BM, Ekanem EE, Sodeinde J, Randle SA. (1995). Remédios caseiros, tradicionais e outros na diarreia infantil na costa de Lagos, Nigéria. *Nigerian Journal of Paedictrics* (21) 121-125.

Agbolade MO, Dipeolul O, Ajuwon AJ. (2015). Conhecimento e utilização da terapia de reidratação oral entre mães de crianças com menos de cinco anos num quartel militar em Ibadan, Nigéria. *Afri.J.Biomed.Res.vol.18;7-15.*

Ahmad SF, Farheen A, Muzaffar A, Mattoo GM. (2008). Prevalência da doença diarreica, sua variação sazonal e etária em menores de cinco anos em Caxemira. *India International Journal of Health Science 1:* ppl26-133.

Alam, N.H., e Ashraf, H., (2003). Treatment of infectious diarrhea in children (Tratamento da diarreia infecciosa em crianças). *Paediatric Drugs* 5(3):ppl51-165.

Anyakoha EU. (2007). Gestão doméstica para escolas e colégios em Onitsha. Africana First Publishers Ltd.

Berna C, Martines J, De Zoyas I, Glass RL. (1992). The magnitude of the global burden of diarrhoeal disease. PLoS One, 8 (5): e64713.

Bemet MF, Brassart D, Neeser JR. (1994). *Lactobacillus acidophilus* LA 1 liga-se a linhas de células intestinais humanas em cultura e inibe a fixação e a invasão celular por enterovirulentbacteria. Gut35: 483-9.

Black, R.E., (2003). Deficiência de zinco, doenças infecciosas e mortalidade no mundo em desenvolvimento. *Journal of Nutrition;* 1: pp33-54.

Borah H, Gogai G, Saikia H. (2014). Prevalência de diarreia entre crianças menores de cinco anos e comportamento de busca de saúde de suas mães em favelas da cidade de Dibrugarh, Assam. *Jornal Indiano de Investigação Científica e Tecnologia.* 2(1): ppl6-19.

Boschi C, Velebit L. (2008). Estimativa da mortalidade infantil devida à diarreia nos países em desenvolvimento. *Boletim da OMS.* 86: pp710-717.

Cameron M, e Hofvander Y. (1998). Manual on infant feeding. Third Ed. Oxford University Press.

Corte WA. (1994). O caminho ideal a seguir. *Diálogo sobre questões relacionadas com a diarreia;* 55.4.

Diniz-Santos DR, Silva LS e Silva N. (2006). Antibióticos para o tratamento empírico da diarréia aguda infecciosa em crianças. *Revista Brasileira de Doenças Infecciosas.* 10(3):217-227.

Doreen MO, Ligas SS, Ted G, Dan OK, Otengah PA. (2008). Tratamento domiciliário da diarreia em menores de cinco anos numa comunidade rural do Quénia: Percepções e práticas das famílias. *Jornal de Saúde Pública da África Oriental.* Volume 5, número 3.

Ekenedo GO. (1994). Relação entre o conhecimento e a utilização de TRO entre as mães em Aba Urban. Relatório de projeto de mestrado não publicado, Universidade da Nigéria. Nsukka.

Ene OC. (2004). Saúde, bem-estar e longevidade. *Jornal Científico Europeu.* Vol.9, No.6: 1857-

7881.

Ministério Federal da Saúde, Nigéria (2000). Um manual sobre como tratar a diarreia em casa.

Feyisetan BJ, Asa S, Ebigbola JA. (1997). A gestão das doenças infantis pelas mães em terras iorubás: The influence of cultural beliefs. *Health Transition Review, 7(2),* pp221-234.

Forsberg, BC. (2007). Diarrhoeal diseases in low andmiddle-income countries: Trends, management and control. *Reproprint AB, Estocolmo. www.reproprint.se*

Gibbons M. & Griffiths M. (1997). Program activities for improving weaning practices (Actividades do programa para melhorar as práticas de desmame). Associação Americana de Saúde Pública, Washinton, DC.

Goodman L, Segreti J. (1999). Diarreia infecciosa. *Dis Mon.* 45:268-99.

Governo da Índia: Ministério da Saúde e do Bem-Estar Familiar, Nova Deli. (2006). Informação sobre saúde da Índia; 2005.

Greenberg HB, Estes, MK. (2009) Rotavírus: da patogénese à vacinação. *Gastroenterologia,* 136 (6): ppl939-1951.

Gupta A. (2014). Estudo da prevalência de diarreiaoa em crianças menores de cinco anos: sua associação com o desperdício. *Indian J. Sci. Res.* 7 (1): 1315-1318.

Hodges A. (2001). Children's and women's right in Nigeria: A wake up call, Abuja: Comissão Nacional de Planeamento UNICEF.

Jelliffe DB, Jelliffe EF. (1996). Child nutrition in developing countries. 2ª ed. WashingtonD.C: USAID.

Jill WA, Wenjing T, Lofgren J, Forsberg B.; 2010. Diarrhoeal diseases in low and middle income countries, incidence, prevention and management (Doenças diarreicas em países de baixo e médio rendimento, incidência, prevenção e gestão). *Infectious Diseases Journal.4(133):* 113-124.

Joshi AR. (1994). Maternal schooling and child health: Preliminary analysis of the intervening mechanisms in rural Nepal. *Health Transition Review. 4*(1), ppl-28.

Khnor M. (2002). ORT comers and the management ofDiarrhoea illness in children. *Início Sobre nós Publicações 2.*

Kosimbei G. (2005). Child healthcare seeking behavior in Kenya (Comportamento de procura de cuidados de saúde para crianças no Quénia). Documento de discussão KIPPRA n.º. 50.

Lucas AO, Gilles HM. (2009). Um novo livro de texto curto de medicina preventiva para os trópicos. Ibadan: Bounty Press Limited.

Malantinema TN (1994). A importância da nutrição no desenvolvimento socioeconómico. *Afro - Documento Técnico, (12), 73.*

Mclennan JD (2002). Home management of childhood diarrhea in a poor periurban community in Dominican Republic. *JHealthpopulNutr.Sc^>',2Q((3y.2^5-25^.*

Michail S, Abernathy F. (2003). Lactobacillus plantarum inibe a migração epitelial intestinal de neutrófilos induzida por Escherichia coli enteropatogénica. *J Pediatr Gastroenterol.* Mar; 36 (3):385-91.

Mitchell DK. (2002). Gastroenterite por astrovírus. *A Doença Infecciosa Pediátrica.* 22 (11): ppl067-1069.

Munos MK, Fischer-Walker CL, e Black RE. (2010). The Effect of Oral Rehydration Solution and

Recommended Home Fluids on Diarrhoea Mortality (O Efeito da Solução de Reidratação Oral e dos Fluidos Domésticos Recomendados na Mortalidade por Diarreia). *International Journal of Epidemiology*, 39, ppl75-187.

Centro Nacional de Informação sobre Doenças Digestivas (NDDI); 2013. *Diarreia.*

Negussie T. Chepngeno G. (2005). Determinants ofhealthcare seeking for childhood illnesses in Nairobi slums (Determinantes da procura de cuidados de saúde para doenças infantis nos bairros de lata de Nairobi). *Tropical Medicine and International Health, 10* (3), pp240- 245.

Njeri G, Muriithi M. (2013). Escolha doméstica de tratamentos de diarreia para crianças com menos de cinco anos no Quénia: dados do inquérito demográfico e de saúde do Quénia 2008 - 2009. *Nutr.*36:385-91.

Obionu CN. (2001). Primary health care for developing countries. Delta Publishers.

Okafor RU. (1993). Educação para a saúde no lar nigeriano: O papel da mãe. Omega Publishers.

Okoro BA, Itombra-Okoro J. (1996). Morbilidade infantil causada por diarreia e sua gestão doméstica. *Nigerian Journal of Paediatrics"*, 23: pp85.

Parades P. (1992). Quando é que as pessoas procuram ajuda e de quem? *Diálogo sobre a Diarreia, número* 42-1.

Park K. (2009). Park's Textbook ofPreventive and social medicine. Índia: Ms Banarsidas Bhanot Publishers.

Parceria para a Transformação dos Sistemas de Cuidados de Saúde (PATHS) (2005). Manual de formação do guia do facilitador para enfermeiras/parteiras. Ministério Federal da Saúde. Abuja: Nigéria.

Patel MM, Hall AJ, Vinje J, Parashar, UD. (2009). Norovírus: uma revisão exaustiva. *Journal of Clinical Virology* 44(1): ppl-8.

Rao KV, Vinod KM, Mishra AC, Rutherford RA. (1998). Conhecimento e utilização de TRO para a diarreia infantil na Índia: Effects of Exposure to mass media. *National family Health survey Reports,* (10). pp27.

Roy, JK. (1990). Local beliefs. *Dialogue on Diarrhoea, Issue no. 48.*

Roy S, Tomkins A. (1994). O importante papel do zinco no desenvolvimento da resistência e recuperação de infecções como a diarreia. *Diálogo sobre a diarreia, edição no. 56.* AHRTAG Publishers.

Shin H. (2007). Child health in Peru: Importance of regional variation and community effects on children's height and weight. *Journal ofHealth and Social BehaviorA8(4):* pp418- 433.

Spradely BW, Allender TA. (1998). Community health nursing concepts and practice, Philadelphia, Lippincolt.

UNICEF (1993). Crianças e mulheres no estado de Benue. A situational Analyses. UNICEF.

Victoria GC, Bryce J, Fountaine O, Monasch R. (2000). Reducing deaths from diarrhoea through ORT (Redução de mortes por diarreia através de TRO). *Boletim da Organização Mundial de Saúde.* 78 (10) ppl246 - 1255.

Walker CL. (2000). Global burden of childhood pneumonia and diarrhoea. Lancet; 38: ppl405-16.

Werner D. (2001). Perigo para a saúde. Taxa de utilização. *New Internationalist* 331,2. Jan/Fev.

Organização Mundial de Saúde (1990). Revised estimates of maternal mortality, a new approach by

WHO and UNICEF. OMS/UNICEF: Genebra. Organização Mundial de Saúde. OMS (1998). The management and Prevention of diarrhoea. Directrizes práticas (3ª ed.) Genebra: Organização Mundial de Saúde.

OMS (2001). O tratamento da diarreia. Um manual para médicos e outros profissionais de saúde. Genebra: Organização Mundial de Saúde.

Declaração conjunta da OMS/UNICEF. (2010). Gestão clínica da diarreia aguda. Genebra: Organização Mundial de Saúde.

Wilson KH, Perini I. (1988). Role of competition for nutrients in suppression of *Clostridium difficile* by the colonic microflora. *Infect Immunol'*, 56:2610-4.

Organização Mundial de Saúde (1994). O tratamento da diarreia com sangue em crianças pequenas. OMS, Genebra, Suíça.

Organização Mundial da Saúde. (2011). Diarreia persistente em crianças nos países em desenvolvimento: Memorando de uma reunião da OMS. Boletim da Organização Mundial de Saúde: pp709-717.

Organização Mundial da Saúde. (2013). Ficha informativa sobre doenças diarreicas; n.º 330.

Yamane T. (1967). Statistics: An Introductory Analysis, 2nd Edition, Nova Iorque: Harper and Row.

Zimmerman CM. (2002). Custo das hospitalizações e consultas externas associadas à diarreia numa população segurada de crianças pequenas nos Estados Unidos. *Pediatric Infectious Disease Journal;* 20: pp!4-19.

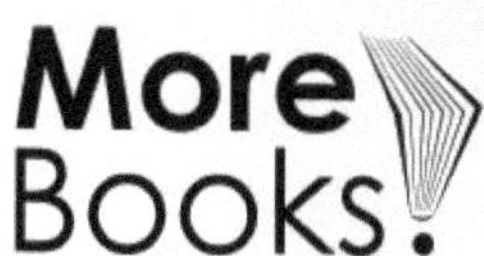

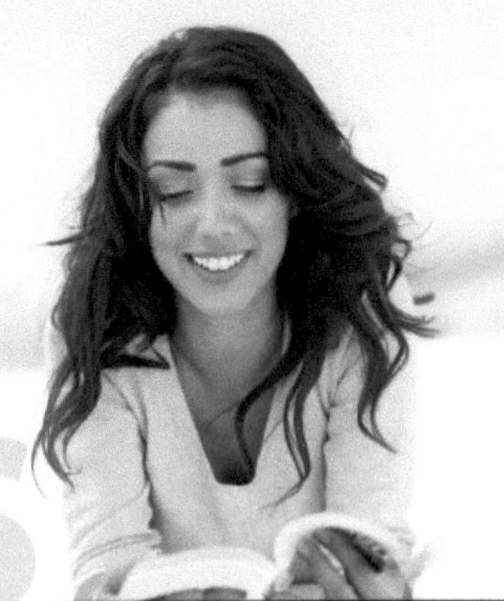

yes
I want morebooks!

Buy your books fast and straightforward online - at one of world's fastest growing online book stores! Environmentally sound due to Print-on-Demand technologies.

Buy your books online at
www.morebooks.shop

Compre os seus livros mais rápido e diretamente na internet, em uma das livrarias on-line com o maior crescimento no mundo! Produção que protege o meio ambiente através das tecnologias de impressão sob demanda.

Compre os seus livros on-line em
www.morebooks.shop

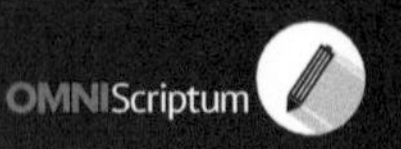

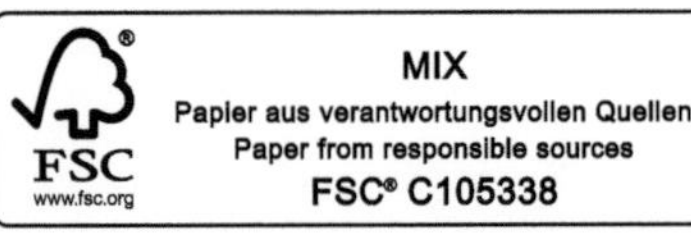

Printed by Books on Demand GmbH, Norderstedt / Germany